- 25
0 40

LIVRET

DU

BRANCARDIER MILITAIRE

AF459091

BIBLIOTHÈQUE NATIONALE IMPRIMÉS

PAR LE

Docteur PIGNET

MÉDECIN-MAJOR DE 2e CLASSE

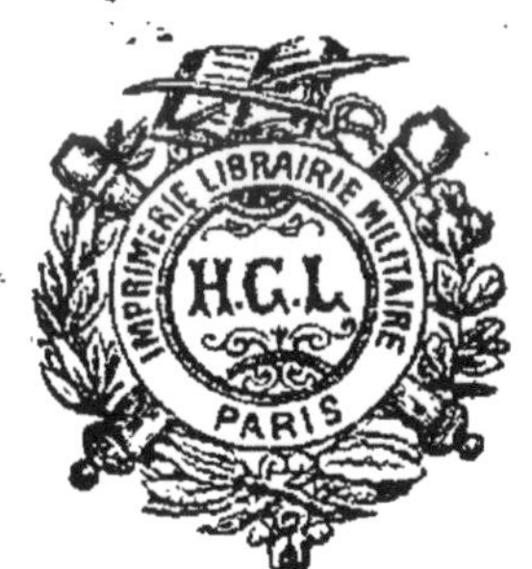

T 138
d
297

PARIS
CHARLES-LAVAUZELLE
Éditeur militaire
Danton, Boulevard Saint-Germain, 118

(MÊME MAISON A LIMOGES)

1

DU MÊME AUTEUR :

La valeur numérique de l'homme ou **Coefficient de robusticité**. (*Archives médicales d'Angers*, août 1900 ; *Bulletin médical*, 27 avril 1901.)

Nouveau procédé rapide pour l'analyse chimique de l'eau. (MALOINE, 1902.)

En collaboration avec M. E. Hue, pharmacien de 1re classe, ex-préparateur à l'Ecole de pharmacie de Nantes.

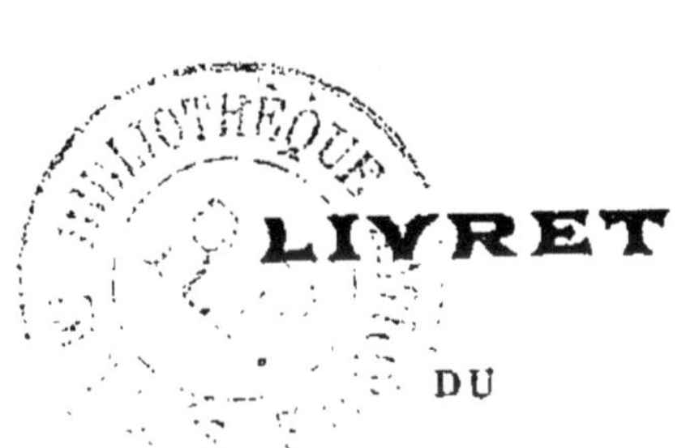

LIVRET

DU

BRANCARDIER MILITAIRE

DROITS DE REPRODUCTION ET DE TRADUCTION
RÉSERVÉS.

LIVRET

DU

BRANCARDIER MILITAIRE

PAR LE

Docteur PIGNET

MÉDECIN-MAJOR DE 2e CLASSE

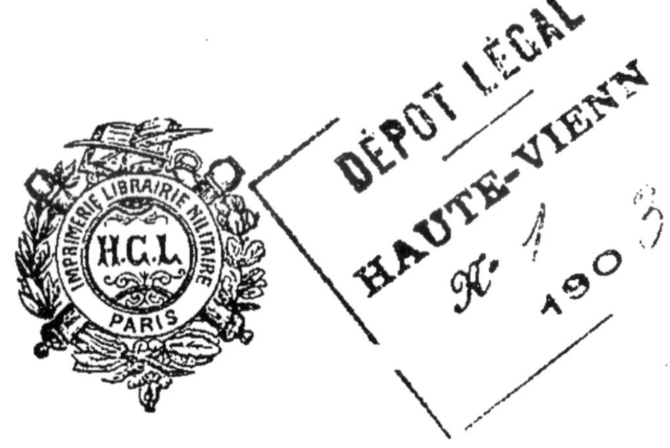

PARIS

HENRI CHARLES-LAVAUZELLE

Éditeur militaire

10, Rue Danton, Boulevard Saint-Germain, 118

(MÊME MAISON A LIMOGES)

LIVRET

DU

BRANCARDIER MILITAIRE

I. — Généralités.

1° Définition et rôle du brancardier.

Qu'est-ce qu'un brancardier?

Celui qui est chargé d'aller chercher les blessés là où ils sont tombés, de leur donner les premiers soins indispensables, de les relever et de les transporter au poste de secours.

Qu'est-ce que le poste de secours?

C'est l'endroit où se trouvent, pendant un combat, les médecins et les infirmiers chargés de faire les premiers pansements.

A quoi reconnaît-on le poste de secours ?

On le reconnaît à la voiture médicale sur laquelle se trouvent deux fanions dont l'un est le drapeau national (tricolore), et l'autre un drapeau blanc sur lequel il y a une croix rouge. Ce dernier s'appelle fanion de neutralité.

A quoi reconnaît-on le poste de secours lorsqu'il fait nuit ?

Au moyen de ses deux lanternes dont l'une est blanche et l'autre rouge.

Que deviennent les blessés au poste de secours ?

Ils sont envoyés à l'ambulance et ce sont encore les brancardiers régimentaires qui les transportent jusqu'à un endroit désigné qu'on appelle relai d'ambulance où les brancardiers de l'ambulance viennent les chercher.

2° Insignes et nombre des brancardiers.

Quelle est la marque distinctive des brancardiers?

Un brassard bleu en drap avec une croix blanche placée de côté. (Croix de Saint-André.)

Quelle est la marque distinctive des médecins et des infirmiers?

Un brassard blanc avec une croix rouge.

Combien y a-t-il de brancardiers dans une compagnie?

Il y en a quatre.

Comment s'appelle ce groupe de quatre brancardiers?

C'est une équipe.

Comment s'appelle la réunion des quatre équipes fournies par les quatre compagnies d'un bataillon?

C'est une escouade.

Par qui est commandée une escouade ?

L'escouade est commandée par un caporal.

Comment s'appelle la réunion des quatre escouades fournies par les bataillons d'un régiment ?

Cela s'appelle une section.

Par qui est commandée la section de brancardiers ?

Elle est commandée par un sergent.

3° Exécution du service des brancardiers.

Où se trouvent les brancardiers pendant les marches et au cantonnement ?

Les brancardiers marchent avec leur compagnie et cantonnent avec elle.

Que font les brancardiers au moment où le combat commence ?

Ils viennent se placer auprès de la voiture médicale de leur bataillon et ne la quittent plus.

Qu'est-ce que la voiture médicale? A quoi les brancardiers la reconnaîtront-ils?

C'est une voiture à deux roues attelée d'un seul cheval et portant deux fanions; le drapeau tricolore et le drapeau blanc avec une croix rouge. Cette voiture suit le bataillon.

Que se passe-t-il alors?

Lorsque les voitures médicales des bataillons sont réunies, ainsi que les médecins et les infirmiers, le médecin en chef prend le commandement et les brancardiers n'ont plus qu'à exécuter ses ordres et les ordres des autres médecins.

Que fait le médecin-chef?

Il emmène ses voitures et son personnel jusqu'à un emplacement où les médecins et les infirmiers se tiendront pour faire les pansements.

Comment s'appelle cet endroit?

C'est le poste de secours.

Que font les brancardiers en arrivant au poste de secours?

Ils se rangent en ordre sur deux rangs et se numérotent par équipe de droite à gauche.

Comment se numérotent les quatre brancardiers d'une équipe?

L'homme de droite du premier rang prend le n° 1, celui qui est derrière lui, le n° 2; l'homme de gauche du premier rang a le n° 3 et celui qui est derrière lui, le n° 4. Ainsi, les deux hommes du premier rang ont les n°s 1 et 3; les deux hommes du second rang les n°s 2 et 4.

Que font les brancardiers après s'être numérotés?

Ils déposent leurs sacs à terre et les placent devant le n° 3 de chaque équipe, puis ils mettent leur fusil en bandoulière.

Que se passe-t-il alors ?

Au commandement de « Prenez les brancards », les n°s 1 et 3 de chaque équipe s'avancent près de la voiture médicale pour y recevoir du matériel.

Que reçoit le brancardier n° 1 ?

Il reçoit un brancard.

Que reçoit le brancardier n° 3 ?

Il reçoit deux musettes à pansements et 4 bidons pleins d'eau.

Que font alors les deux brancardiers ainsi chargés ?

Ils rejoignent leur équipe. Le brancardier n° 1 garde son brancard; le brancardier n° 3 donne un bidon à chacun de ses camarades, il donne aussi une des deux musettes à pansements au brancardier n° 4 et garde l'autre pour lui.

Que font alors les brancardiers ?

Ils montent le brancard et se tiennent prêts à marcher.

Que font les brancardiers après le combat ?

Lorsque les médecins, après le combat, leur en donnent l'ordre, les brancardiers, après avoir remis bidons, musettes et brancards à la voiture médicale, reprennent leurs sacs et rejoignent leurs compagnies où ils trouveront leur cantonnement et leur nourriture.

II. — Soins indispensables que les brancardiers doivent savoir donner aux blessés.

Quels sont les premiers soins que doivent savoir donner les brancardiers ?

Les brancardiers doivent savoir :

1° Faire revenir à lui un homme en état de syncope;

2° Immobiliser une fracture;

3° Faire un pansement simple;

4° Arrêter les hémorragies.

Pourquoi chaque brancardier reçoit-il un bidon plein d'eau ?

Parce que les blessés lui demanderont à boire et qu'il devra les faire boire lorsqu'ils le demandent.

1° Syncope.

Qu'est-ce que la syncope ?

C'est l'état d'un homme qui est sans

connaissance et sans mouvement. Exemple : quelqu'un qu'on retire de l'eau.

Que faut-il faire lorsqu'un homme est en état de syncope?

Il faut le faire revenir à lui le plus tôt possible.

Pourquoi?

Parce que si on le laisse dans cet état, il peut mourir au bout de peu de temps.

Un homme tombé en syncope a-t-il toujours la face pâle et décolorée?

Il est souvent pâle, mais il peut aussi parfois avoir le visage rouge et violacé.

Quelle est la première chose à faire à un homme qui a une syncope?

Il faut l'étendre de tout son long et lui mettre la tête basse.

Que ferez-vous ensuite?

Desserrer les vêtements particulièrement aux points où ils serrent : au cou, à la ceinture, sur la poitrine. Enlever les courroies qui peuvent gêner le malade (sac, musette, revolver, etc.).

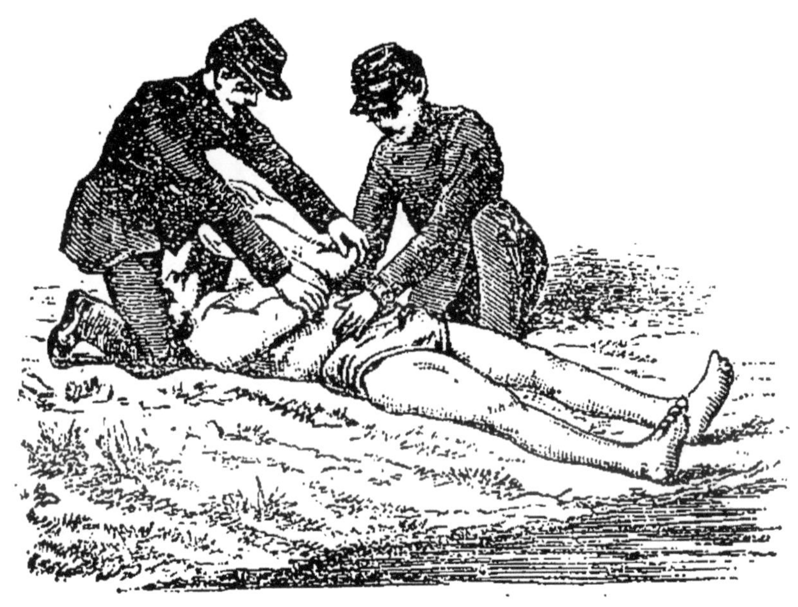

Fig. 1. — Dans le cas de syncope, étendre l'homme de tout son long, la tête basse.

Si le blessé ne revient pas à lui, que ferez-vous ?

Je le laisserai couché, je lui mettrai

si possible de l'eau sur le visage et lui donnerai quelques tapes sur la figure.

Enfin, si cela ne suffit pas, à quoi aurez-vous recours?

Aux tractions de la langue.

Comment vous y prendrez-vous?

J'ouvrirai d'abord la bouche. Si les dents sont serrées, j'introduirai entre elles un objet ni pointu ni tranchant; un morceau de bois, une clef, etc., pour les écarter.

Si la bouche se referme, comment la tiendrez-vous ouverte?

En plaçant un morceau de bois ou un autre objet pas trop dur, à peu près de la grosseur d'un bouchon de bouteille, entre les dents, dans le coin de la bouche.

Que ferez-vous alors?

Je prendrai solidement la langue avec les doigts, recouverts d'un linge : cravate, mouchoir, etc., afin que mes doigts ne glissent pas; puis je tirerai la langue en dehors de la bouche, et je la laisserai rentrer.

Combien de fois par minute ferez-vous ce mouvement?

Environ 16 fois par minute, c'est-à-dire à chaque fois que je respirerai moi-même.

Si votre malade ne reprend pas connaissance, continuerez-vous longtemps à lui tirer ainsi la langue?

Je continuerai très longtemps, jusqu'à une demi-heure au moins.

2° Fractures.

Qu'est-ce qu'une fracture?

Une fracture est un os qui est cassé.

R.F.

Pourquoi le brancardier doit-il savoir reconnaître qu'un os est cassé ?

Parce qu'il faut savoir immobiliser un os cassé pour pouvoir relever le blessé sans le faire souffrir.

A quoi reconnaît-on une fracture, quels sont les signes des fractures ?

1° Une *douleur* très vive à l'endroit où l'os est cassé;

2° L'*impuissance fonctionnelle*, c'est-à-dire que le blessé ne peut remuer le membre dont l'os est cassé;

3° La *déformation*, c'est-à-dire que le membre n'a plus sa forme ordinaire;

4° La *mobilité anormale*, c'est-à-dire que les morceaux de l'os remuent à l'endroit où il est cassé;

5° La *crépitation*, c'est-à-dire le petit bruit que font les deux bouts de l'os en frottant l'un à l'autre.

Trouve-t-on ces cinq signes dans toutes les fractures?

Non, et il n'est pas, du reste, nécessaire de les trouver tous réunis pour reconnaître une fracture.

Si un blessé a une douleur très vive au bras ou à la jambe, à quoi penserez-vous?

Je penserai qu'il a peut-être une fracture.

Que lui demanderez-vous alors?

Je lui demanderai s'il a remué depuis l'accident, s'il a pu marcher ou s'il a pu se servir de son bras. Je saurai ainsi s'il y a de l'*impuissance fonctionnelle.*

Si le blessé n'a pu remuer, que ferez-vous?

J'immobiliserai le bras ou la jambe comme si j'étais certain qu'il y a une fracture.

Le brancardier doit-il chercher à faire faire des mouvements anormaux pour s'assurer qu'il y a une fracture?

Non, le brancardier doit manier avec la plus grande douceur un membre qu'il croit cassé et ne jamais chercher à produire des mouvements anormaux.

Quc peut-on entendre en soulevant un membre brisé?

On peut entendre la crépitation.

Le brancardier doit-il chercher à produire la crépitation?

Non, jamais. S'il l'entend, il sera sûr que l'os est cassé et qu'il fait bien de l'immobiliser, mais il ne doit jamais chercher à produire ce bruit.

Si un blessé a une déformation d'un membre, qu'est-ce que cela indique au brancardier?

Le brancardier est sûr qu'il y a une

fracture sans avoir besoin d'interroger le blessé.

Que fait-il alors?

Il dit à son camarade de tenir solidement le bras ou la jambe du côté du corps, et se plaçant du côté du pied ou de la main, il tire sans secousse et remet le membre en bonne position tout en tirant dessus.

Comment fait-on pour immobiliser une jambe cassée?

On rapproche la jambe cassée de celle qui est en état et on attache les deux jambes ensemble.

Qu'est-ce qu'on appelle l'avant-bras?

C'est la partie du membre qui va depuis le coude jusqu'au poignet.

Comment immobilise-t-on l'avant-bras ou la main?

En mettant le bras fléchi dans une

écharpe, un mouchoir, une cravate, etc., qu'on attache derrière le cou.

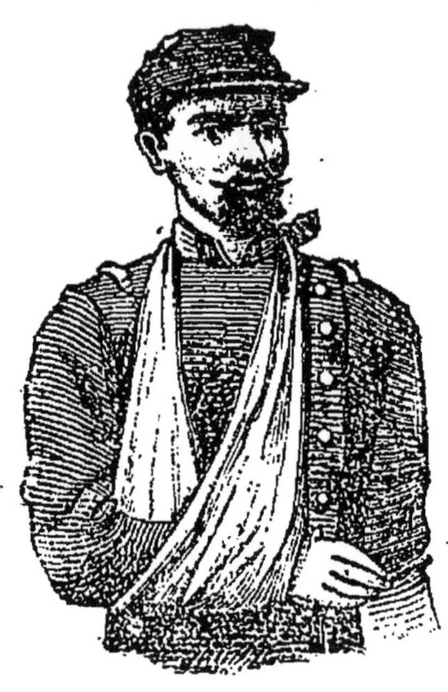

Fig. 2. — Écharpe pour immobiliser l'avant-bras.

Comment peut-on encore immobiliser la main?

On peut déboutonner deux ou trois boutons de la capote ou de la veste sur la poitrine et mettre la main dans cette ouverture.

Comment immobilise-t-on un bras cassé entre l'épaule et le coude?

On applique le bras le long du corps avec une cravate ou un mouchoir attaché de l'autre côté, sous le bras et on met l'avant-bras fléchi dans une écharpe.

Peut-il y avoir des fractures ailleurs qu'aux bras et aux jambes?

Oui, il peut y avoir des fractures des côtes ou des autres os du corps.

Le brancardier doit-il immobiliser ces fractures?

Non, ce n'est pas possible; mais il doit transporter ces blessés avec beaucoup de précautions, les remuer très doucement et le moins possible.

3° Pansement. — Paquet de pansement.

Qu'est-ce que faire un pansement?

C'est mettre sur une plaie des choses

propres et préparées exprès pour cela : coton, toile, etc., pour protéger cette plaie.

Le brancardier doit-il mettre un pansement sur toutes les plaies?

Non, il vaut mieux que le pansement soit fait par le médecin. Les brancardiers touchent le moins possible aux plaies et s'efforceront surtout d'apporter rapidement les blessés au poste de secours.

Quand est-ce que vous devrez faire un pansement?

On fera un pansement sur les plaies qui saignent, sur celles qui sont exposées à être souillées pendant le transport au poste de secours (plaies des mains), et encore dans le cas où, le poste de secours étant éloigné, les blessés devront attendre très longtemps avant d'être soignés par le médecin.

Où trouvez-vous de quoi faire un pansement?

Dans le paquet de pansement que chaque soldat porte sur lui.

Comment est fait ce paquet de pansement?

C'est un petit paquet en toile grise, de la grosseur d'un pain de guerre environ, et sur lequel il y a une étiquette indiquant le mode d'emploi.

Où trouvez-vous ce paquet de pansement chez un fantassin où chez tous les soldats qui portent la capote?

Dans une poche à l'intérieur de la capote, à gauche.

Où le trouverez-vous chez un artilleur?

Dans une poche à l'intérieur de sa veste, côté gauche.

Où trouverez-vous le paquet de pansement chez les cavaliers?

Dans une poche à l'intérieur de la veste du côté droit.

Comment ferez-vous pour ouvrir le paquet de pansement?

Je casserai le fil d'un grand point allongé qu'on trouve dans la couture d'un des côtés. J'enlèverai la première enveloppe dans laquelle je trouverai deux épingles de sûreté.

Que ferez-vous ensuite?

Je déchirerai la deuxième enveloppe qui est en toile imperméable et alors je trouverai ce qui sert à faire le pansement.

Qu'est-ce que vous trouverez dans cette enveloppe?

Je trouverai :

1° Un peu d'étoupe (un plumasseau d'étoupe);

2° Une compresse en gaze;

3° Un morceau de tissu imperméable;

4° Une bande.

Comment ferez-vous un pansement avec tout cela?

Je placerai la compresse de gaze directement sur la plaie. Par-dessus je mettrai l'étoupe, ensuite le tissu imperméable, puis j'entourerai avec la bande et j'attacherai avec les épingles.

Comment ferez-vous s'il y a deux plaies?

Je diviserai en deux tout ce que contient le paquet de pansement.

Le brancardier doit-il toucher à une plaie avec ses mains ou la laver?

Non, il doit placer simplement le pansement sur la plaie sans y toucher, ni même la laver.

Comment doit-il prendre l'étoupe et la gaze de pansement?

Il doit prendre cela par les coins en y touchant le moins possible.

4° Hémorragie.

Qu'est-ce qu'une hémorragie?

C'est une perte de sang; c'est du sang qui coule par une plaie.

Combien connaissez-vous de sortes d'hémorragies?

Trois sortes : hémorragie artérielle; hémorragie veineuse; hémorragie capillaire ou en nappe.

Qu'est-ce qu'une hémorragie artérielle, à quoi la reconnaissez-vous?

Dans l'hémorragie artérielle, le sang est rouge vif et sort par jet saccadé.

Qu'est-ce qu'une hémorragie veineuse, à quoi la reconnaissez-vous?

Dans l'hémorragie veineuse, le sang est rouge sombre, presque noir, et sort en jet continu moins fort et sans saccade.

Qu'est-ce qu'une hémorragie capillaire ou en nappe?

Dans l'hémorragie capillaire, il n'y a pas de jet de sang, mais le sang suinte de toute la surface de la plaie.

Quelle est l'hémorragie la plus dangereuse?

C'est l'hémorragie artérielle, parce que le sang coule en grande quantité et avec force.

Que doit faire le brancardier lorsqu'il s'aperçoit qu'un blessé a une hémorragie artérielle?

Il doit s'efforcer de l'arrêter immédiatement en comprimant avec les doigts l'artère en des points particuliers qu'il doit connaître.

Quel est le point où l'on comprime l'artère pour une hémorragie du bras, de l'avant-bras ou de la main?

En haut et en dedans du bras, c'est-à-dire du côté qui est appliqué contre le corps et à la limite du gros muscle qu'on appelle le biceps ou gras du bras.

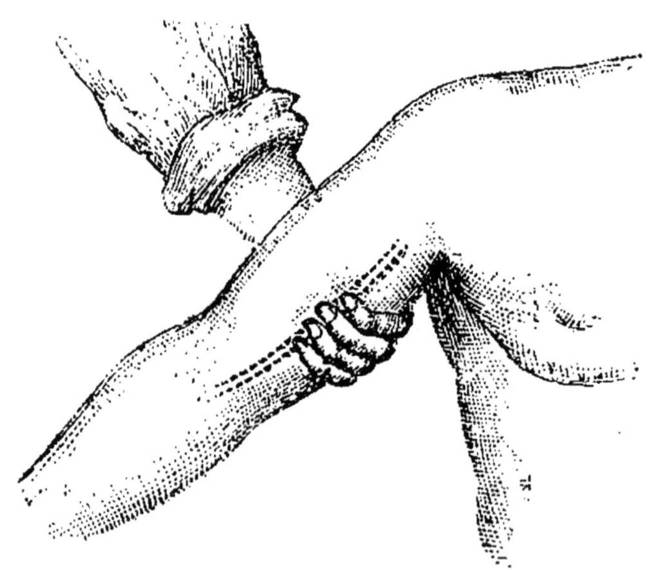

Fig. 3. — Point de compression de l'artère au bras.

Quel est le point où on comprime pour les hémorragies de la cuisse, de la jambe ou du pied?

En haut de la cuisse et un peu en dedans.

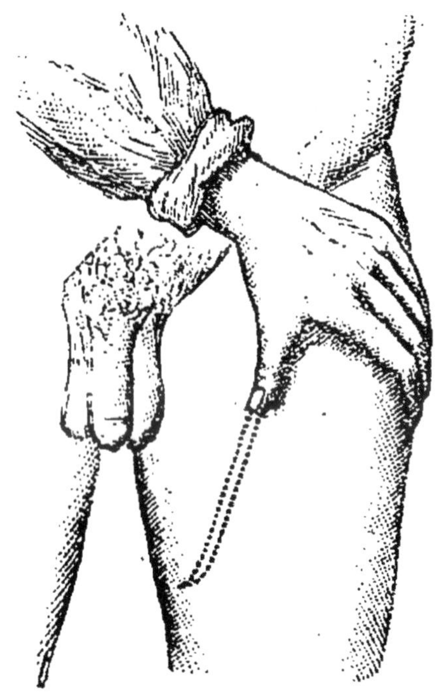

Fig. 4. — Point de compression de l'artère à la cuisse.

Comment fait-on pour comprimer ainsi une artère?

On place les doigts à plat sur le point

indiqué et on appuie assez fort en regardant si l'écoulement s'arrête; s'il continue, on change un peu les doigts de place et on appuie encore, cherchant ainsi jusqu'à ce que l'écoulement s'arrête.

Que fait le brancardier lorsqu'il a ainsi réussi à arrêter avec ses doigts l'écoulement de sang?

Il maintient ses doigts appuyés en s'assurant toujours que le sang ne coule pas, tandis que ses camarades préparent un appareil que l'on mettra pour remplacer ses doigts et exercer à leur place la pression qui arrête l'hémorragie.

Pourquoi place-t-on un appareil?

Pour pouvoir transporter le blessé; il ne serait pas possible de le transporter et de marcher en comprimant son artère avec les doigts.

Quels appareil emploi-t-on?

On emploi le garrot, ou de préférence le tourniquet.

De quoi se compose le garrot?

Il a la composition suivante :

1° Un lien (bout de corde, bande, ficelle, cravate, mouchoir, bretelle);

2° Une pelote (bouchon, morceau de bois, caillou, pelote faite avec le mouchoir);

3° Une plaque de cuir (plaque de ceinturon, planchette, etc.);

4° Un bâtonnet (couteau, cuiller, branche d'arbre, etc.).

Comment placez-vous ces objets?

La pelote se place sur le point à comprimer, la plaque de cuir en face de l'autre côté du membre, puis on attache le tout avec le lien. On met alors le bâtonnet dans le lien au niveau de la plaque de cuir et on le fait tourner de façon qu'en tordant le lien on serre progressivement jusqu'à ce que le sang ne coule plus. On fixe alors le bâtonnet dans la position où il se trouve.

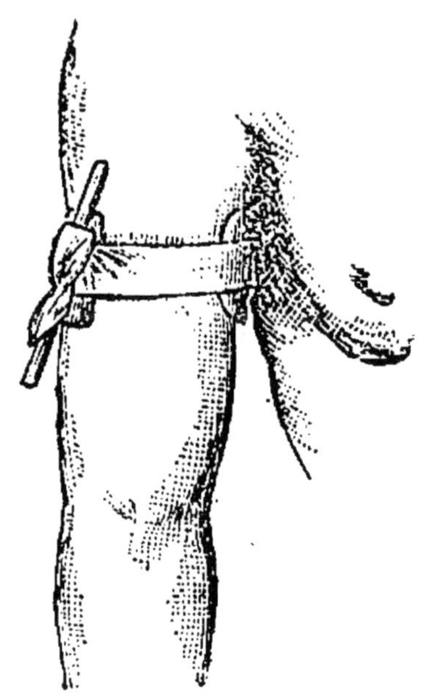

FIG. 5. — Garrot.

De quoi se compose le tourniquet?

De deux petites baguettes longues comme la main ou un peu plus et de deux liens pour les attacher.

Comment appliquez-vous le tourniquet?

On réunit à une de leurs extrémités les deux baguettes avec un lien de façon à laisser entre elles une distance un peu plus petite que l'épaisseur du membre. On les place ensuite de chaque côté du membre, de façon que l'une d'elles appuie sur le point à comprimer; puis réunissant par un lien les deux extrémités libres, on serre jusqu'à ce que le sang s'arrête.

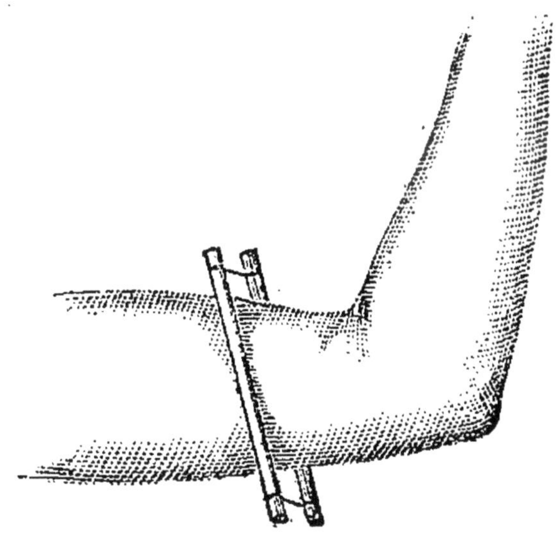

Fig. 6. — Tourniquet

Quel appareil devez-vous appliquer de préférence?

Le tourniquet parce qu'il fait moins de mal.

Pouvez-vous placer ces appareils par-dessus les vêtements ?

Oui, parce que cela fait gagner du temps et qu'il faut toujours se hâter d'arrêter une hémorragie.

Connaissez-vous un autre moyen d'arrêter les hémorragies de la main et de l'avant-bras et de la jambe ?

Parfois on peut les arrêter en faisant plier le coude ou le genou le plus possible, et en attachant solidement le membre dans cette position. Mais, si le sang ne s'arrête pas, il faut mettre un appareil.

Lorsqu'ils ont placé un garrot ou un tourniquet, que doivent faire les brancardiers ?

Ils doivent transporter au plus vite le blessé au poste de secours.

Dans le cas d'hémorragie veineuse ou capillaire, placerez-vous l'appareil?

Non, on arrête alors l'hémorragie par compression directe.

Comment faites-vous la compression directe?

On place le pansement individuel comme il a été dit et on serre très fort avec la bande.

Comment arrêtez-vous une hémorragie sur la tête?

En plaçant le pansement et en serrant très fort avec la bande, ou, si elle ne suffit pas, avec un mouchoir, une cravate, etc.

L'hémorragie se produit-elle toujours au moment de l'accident?

Non, elle peut se produire dans une blessure par suite des mouvements que fait le blessé ou qu'on lui fait faire, ou parce qu'on fait revenir le blessé d'une syncope qui avait arrêté momentanément l'hémorragie. Dans tous les cas, il faut toujours arrêter l'hémorragie le plus vite possible aussitôt qu'on s'en aperçoit.

5° Musette de pansement.

Qu'est-ce que la musette de pansement?

C'est la musette que reçoivent les brancardiers nos 3 et 4 de l'équipe et qui contient de quoi faire des pansements, immobiliser des fractures et arrêter des hémorragies.

Enumérez ce que contient cette musette?

Elle contient :

1° *De quoi faire un pansement*, c'est-à-dire à peu près ce qu'on trouve dans le paquet de pansement : un paquet d'étoupe, deux paquets d'ouate préparée, deux paquets de compresses de gaze (moyennes et petites), deux paquets de bandes roulées; un étui de poudre d'iodoforme ;

2° *De quoi immobiliser les fractures,* des moyens d'attache;

Deux écharpes;

Des lacs en treillis;

Du ruban de fil;

Du fil et des aiguilles (dans un étui), des épingles;

3° *De quoi arrêter les hémorragies,* c'est-à-dire une pince hémostatique.

Qu'est-ce qu'une pince hémostatique?

C'est un instrument qui ressemble à une paire de ciseaux. Au lieu de lames, ces ciseaux ont deux petits plateaux qui, en s'appliquant l'un contre l'autre, pincent très fortement lorsqu'on ferme les ciseaux; cette pince s'accroche et tient fermée toute seule.

Le brancardier aura-t-il souvent à se servir de cette pince?

Non, mais il faut qu'il la connaisse bien pour pouvoir la donner au médecin ou à l'infirmier s'il la lui demande.

A quoi sert cette pince hémostatique?

A pincer les vaisseaux qui saignent, pour arrêter l'écoulement du sang.

Le brancardier doit-il se servir de ce qu'il a dans la musette de pansement?

Ce qu'il y a dans la musette constitue une réserve dont le brancardier ne devra se servir que lorsqu'il n'a pas autre chose; il doit d'abord, pour les plaies, employer le paquet individuel de pansement; pour immobiliser les fractures, pour faire un garrot ou un tourniquet, il se servira de ce qu'il trouve sur l'homme (cravate, bretelle, courroies, mouchoir, baïonnette, etc.).

III. — Relèvement et transport des blessés.

Notions générales.

Que font les brancardiers en arrivant auprès d'un blessé?

Ils déposent le brancard auprès du blessé, la tête du brancard dirigée du même côté que la tête du blessé.

Que font-ils ensuite?

Ils examinent rapidement le blessé pour voir s'il n'est pas en état de syncope, s'il n'a pas une fracture ou une hémorragie, afin de pouvoir lui donner des soins avant de le relever.

Comment doivent faire les brancardiers pour relever un blessé?

Ils doivent éviter les mouvements brusques et les secousses, et manœuvrer avec ensemble au commandement du brancardier n° 1.

Est-il utile que le brancardier n° 1 commande?

Oui, cela est *absolument nécessaire* pour éviter les faux mouvements qui feraient souffrir le malade ou même aggraveraient son état.

Quels sont les blessés qu'on doit relever avec le plus de précautions?

Ce sont ceux qui sont atteints de blessures au ventre; il faut les remuer le moins possible.

Les brancardiers doivent-ils relever tous les blessés?

Oui, ils doivent donner des soins et relever tous les blessés, quelle que soit leur nationalité.

Que fait-on des armes et des objets d'équipement des blessés?

On les emporte avec lui au poste de secours.

Quelle précaution prendra le brancardier en ramassant le fusil du blessé?

Il regardera si l'arme n'est pas chargée, et la déchargera s'il y a lieu.

Doit-on emporter avec le blessé absolument tout ce qu'il a sur lui?

Non, le brancardier laissera aux camarades du blessé les objets d'équipement qui servent à plusieurs hommes, tels que marmite, gamelle de campement, etc. Il leur donnera, à eux ou à d'autres soldats, les cartouches que le blessé possédait encore. Il emportera tout le reste.

Quelles précautions prendront les brancardiers en transportant un blessé?

Ils se mettront le plus possible à l'abri du feu de l'ennemi, marchant le long des haies, des murs ou des fossés, de façon à lui éviter de nouvelles blessures.

Lorsque la nuit est venue et qu'il reste encore des blessés sur le champ de bataille, que fait-on?

Les brancardiers reçoivent des lanternes et continuent à rechercher et à recueillir les blessés.

Où les brancardiers trouveront-ils les blessés?

Lorsque le combat est fini depuis quelque temps, ou lorsque la nuit est venue, les blessés vont instinctivement se cacher et se traînent le long des haies, des murs, dans les fossés, près d'un abri quelconque. Les brancardiers devront, avec leurs lanternes, rechercher soigneusement de tous côtés pour être certains de n'abandonner personne.

Le brancardier a-t-il dans le combat

un aussi beau rôle que les autres soldats?

Oui, il est exposé comme les autres soldats à tous les dangers de la guerre et il lui faut un grand courage et un grand sang-froid pour aller chercher les blessés sous le feu de l'ennemi et porter secours à ses camarades.

Paris et Limoges. — Imp. milit. Henri CHARLES-LAVAUZELLE.

Librairie militaire Henri CHARLES-LAVAUZELLE

Paris et Limoges

EDUCATION MILITAIRE DE LA JEUNESSE. — **Le jeune conscrit**, par un vieux capit. — Br. in-32, 76 p. » 50

De l'influence des idées religieuses sur l'état militaire, par P.-J.-J. DURAND, chef de bataillon au 57e d'infanterie. — Brochure in-8° de 56 pages. 1 25

La vie militaire. — Broch. in-8° de 20 pages. » 60

Chants militaires, chansons de route et refrains de bivouac, par le commandant DU FRESNEL, ⚘ (4e édition, revue et augmentée). — Vol. in-32 de 128 p., br. » 50; relié pleine toile gaufrée. » 75

Sonneries et marches du règlement du 29 juillet 1884 sur l'exercice et les manœuvres de l'infanterie, avec paroles du commandant DU FRESNEL, ⚘ (2e édition). — Volume in-32 de 96 pages, broché.... » 50; relié pleine toile gaufrée.... » 75

Marche de l'instruction. — Instruction théorique et pratique des élèves caporaux. — Ecoles régimentaires. — Manœuvres de garnison. — Manœuvres de nuit — Chargement des sacs. — Instruction des dispensés candidats au grade de sous-lieutenant de réserve et des officiers de la réserve et de l'armée territoriale (2e édition). — Vol. in-32 de 332 pages, cartonné..... » 75

Questionnaire sur les différentes parties de l'instruction théorique des jeunes soldats (3e édition). — Vol. in-32 de 168 p., couvert. parch... » 75

Conseils aux sous-officiers et caporaux, par le commandant breveté FAURIE, professeur à l'Ecole supérieure de guerre. — Br. in-32 de 64 pages. » 30

Dressage du soldat au service en campagne et au combat en ordre dispersé, par le commandant breveté FAURIE, professeur à l'Ecole supérieure de guerre. — Vol. in-32 de 104 pages, cartonné. » 75

Service en campagne d'une compagnie d'interie, par le capitaine BOSCHET, avec 27 croquis, cartes ou plans. — Vol. in-8° de 240 pages..... 4 »

Librairie militaire Henri CHARLES-LAVAUZELLE

Paris et Limoges.

Manuel d'infanterie à l'usage des sous-officiers, caporaux et élèves caporaux, conforme aux programmes en vigueur et mis en concordance avec les derniers règlements parus, accompagné de 425 vignettes et de la planche en couleurs des fanions (165e édition). — Vol. in-12 de 972 p., relié toile. 2 50

Questionnaire pour le manuel d'infanterie (8e édit.). — Vol. in-32 de 160 p., couv. parch.. » 60

Manuel du fantassin, conforme aux programmes en vigueur et mis en concordance avec les derniers règlements parus (24e édition). — Vol. in-32 de 160 pages, avec 60 figures, cartonnage souple..... » 75

L'éducation morale du sous-officier, par E. Coralys. — Vol. in-32 de 104 pages, cartonné..... » 60

L'éducation morale du soldat, par E. Coralys. — Volume in-32 de 84 pages, cartonné........ » 60

Catéchisme du soldat, pour développer l'éducation morale, par le lieutenant Chapuis. — Vol. in-32 de 128 pages, relié pleine toile .... 1 »

Les théories dans les chambres, par le lieut.-colonel Heumann, ✻, O. I. ✿, ex-directeur des études à l'Ecole spéciale militaire de Saint-Cyr (2 vol.) :

Premier volume : **Education militaire du soldat** (6e édit.). — Vol. in-32 de 216 p., relié toile. » 75

Deuxième volume : **Instruction militaire du soldat** (8e édit.). — Vol. in-32 de 432 p., relié toile. 1 25

Devoirs généraux du soldat-ordonnance. — Vol. in-32 de 80 p., br. » 50; relié toile gauf. » 75

Manuel patriotique du citoyen et du soldat, par Massy, capitaine au 18e d'infanterie, chevalier de la Légion d'honneur et du Mérite agricole. — Vol. in-32 de 116 pages, relié toile .... 1 »

Conseils à un futur conscrit, par le lieutenant Chamorin, du 21e dragons. — Br. in-32 de 60 p. » 60

Le catalogue général de la Librairie militaire est envoyé à toute personne qui en fait la demande à l'éditeur Henri CHARLES-LAVAUZELLE.

www.ingramcontent.com/pod-product-compliance
Ingram Content Group UK Ltd.
Pitfield, Milton Keynes, MK11 3LW, UK
UKHW020442230726
13925UKWH00004B/1782